HEUREUX EFFETS

DE L'ASSOCIATION

DU QUINQUINA

AVEC DIVERSES SUBSTANCES MÉDICAMENTEUSES.

HEUREUX EFFETS,

DE L'ASSOCIATION

DU QUINQUINA

AVEC DIVERSES SUBSTANCES MÉDICAMENTEUSES.

Par M. GIRAUD , exerçant la Médecine à Lyon, rue Mercière.

Il y a pour l'administration des remèdes , un instinct médicinal, qui conduit seul le Praticien , et qui ressemble à une sorte de divination ; Hippocrate , Aretée , Pinel , Aliber, Chaussier , Lassus , Dumas , Vigarous , Berthe , Rochard, le reçurent en partage.

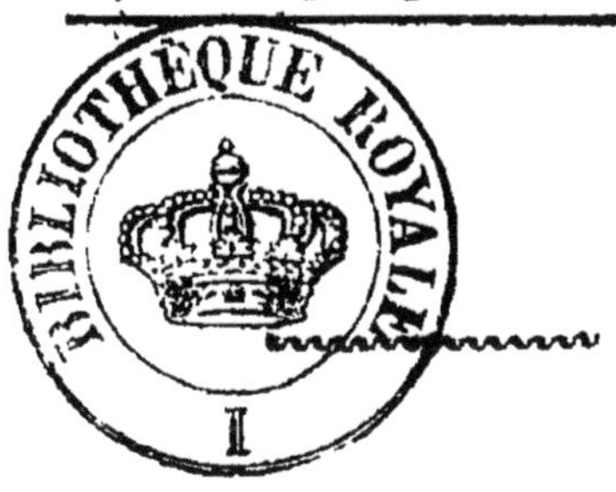

A LYON;

DE L'IMPRIMERIE DE J.-L. MAILLET, rue du Palais-Grillet.

1811.

MALADIES

DÉCRITES

DANS CET OUVRAGE.

Fin de la Table.

HEUREUX EFFETS

DE L'ASSOCIATION
DU QUINQUINA
AVEC DIVERSES SUBSTANCES MÉDICAMENTEUSES.

LE Médecin doit être philosophe , et la philosophie du Médecin est sa propre expérience. Dans les essais nombreux que j'ai tentés pour constater les vertus des remèdes, j'ai eu occasion de me convaincre que rien n'était plus sage que de chercher sans cesse, dans une matière qui intéresse de si près la vie des hommes. Lorsqu'on fait usage de sa raison, on ne peut que verser le ridicule sur une multitude d'erreurs qui, depuis des siècles, s'arrogent une domination tyrannique , et qui ont livré la plus utile des sciences aux ridicules contestations des jongleurs et des charlatans. Mais passons à l'objet de cet article qui doit le plus nous intéresser ; je veux parler des applications médicinales du quinquina combiné à d'autres médicamens.

DOULEURS RHUMATISMALES.

Un homme âgé de 20 ans, s'étant exposé à des fatigues excessives dans un temps humide, fut frappé de douleurs rhumatismales qui passèrent bientôt d'un état très-aigu à un état opiniâtre ou chronique. C'est à cette époque qu'il me fit appeler dans son domicile, ne remuant ses membres qu'avec une extrême difficulté. De tous les remèdes infiniment variés que je lui administrai, pendant le cours d'un long traitement que je lui fis, je n'en trouvai aucun de meilleur, pour son usage habituel, qu'une légère infusion de sassafras associé avec le quinquina, dont il usait plusieurs fois dans la journée, et qui le rétablit parfaitement. J'ai consigné plusieurs guérisons de ce genre, dans ma *Médecine domestique* ; ouvrage mis à la portée de tout le monde.

DOULEUR NERVEUSE
PÉRIODIQUE.

Le quinquina associé au camphre, jouit pareillement d'une efficacité très-remarquable dans les maladies nombreuses et variées, dont les accès périodiques sont séparés les uns des autres par des intervalles plus ou moins longs, où brille une

santé parfaite. C'est ainsi que je l'ai employé pour combattre une douleur nerveuse
uniquement fixée sur la moitié gauche de la
tête , chez une jeune dame d'une constitu-
tion très-irritable. Cette douleur se renou-
velait tous les cinq jours avec une sur-
prenante régularité, et durait environ l'espace
de trois heures. Ce symptôme (accident)
local , qui avait résisté à tous les remèdes
qu'on lui avait administrés , je le supprimai
dans l'espace de quinze jours.

ÉPILEPSIE ou HAUT-MAL.

Locher , médecin de Vienne , a essayé
les feuilles d'oranger , soit en poudre , soit
en décoction , sur quatorze malades , dont
les uns ont été guéris et les autres soulagés.
Il ajoute que de tous les remèdes connus
contre l'épilepsie, c'est celui dont il a obtenu
les effets les plus constans. J'ai fait moi-même
en 1806 , un essai sur six épileptiques ,
devenus tels par des frayeurs durant l'en-
fance. Je leur ai administré, à la manière du
professeur Pinel, des bols de quinquina et
de camphre, en rendant plus actif le quinquina par un mélange de quelques grains de
canelle en poudre. Les résultats de ces
observations indiquent que les remèdes doi-
vent varier suivant les cas ; et je me bornerai

ici à remarquer que les effets de ces bols furent très-marqués pour la plus grande partie, qui furent entièrement délivrés de leur maladie.

Je vais examiner maintenant de quelle utilité peut devenir le quinquina combiné dans le traitement des fièvres putrides. Le professeur Pinel remarque avec beaucoup de justesse, que ce remède est spécialement indiqué dans le deuxième état de la fièvre putride ; et quand les symptômes (accidens) sont portés au plus haut degré de violence, comme lorsqu'il y a prostration ou perte absolue des forces, un délire sombre, des selles noirâtres et involontaires, c'est dans ces cas que j'ai employé, avec beaucoup de succès, le quinquina mêlé avec la racine de serpentaire de Virginie et le camphre.

Aucune personne n'ignore aujourd'hui que l'écorce du Pérou est d'un grand secours dans les petites véroles de mauvais caractère pour faciliter la sortie des boutons, pour modérer la fièvre de suppuration, et pour arrêter la gangrène vers laquelle tendent certaines parties vivantes. C'est ainsi que j'ai employé heureusement le quinquina uni à la cascarille. Mais quel rôle important joue sur-tout cette écorce combinée avec d'autres antiputrides, lorsqu'il s'agit de s'opposer aux progrès d'un genre d'altération , qui est un des plus tristes résultats de l'extinction totale des forces vitales ; lorsqu'il s'agit d'arrêter ces mouvemens septiques (pourriture) qui s'emparent des parties vivantes ; ces dégénérations locales , ces infections partielles de certains organes , que favorisent trop souvent les vapeurs putrides dont se trouve surchargée l'atmosphère des hôpitaux , des prisons , etc. C'est donc à juste titre que le quinquina uni au camphre , a reçu les plus grands éloges dans le traitement des affections gangreneuses et dans les ulcères de mauvais caractères , d'après des faits attestés par les célèbres médecins de nos jours , et que ma propre expérience constate à chaque instant.

GALLE.

On sait qu'une peau délicate rend le corps susceptible d'être affecté de la galle , et quelquefois malgré tous les soins de propreté qu'on peut avoir. Je vais consigner ici un fait qui le prouve.

Une dame âgée de 35 ans , d'un tempérament faible , délicat , éprouva une fièvre tierce , dont je la guéris par les remèdes convenables. Cependant elle éprouvait dans

le ventre la sensation d'un poids qui chan-
geait de place , et qui était accompagnée de
douleurs aiguës. Lorsque je recherchai la
cause de la maladie , j'aperçus une grande
quantité de boutons semblables à une galle
sèche et invétérée : la vue des mains confir-
mait l'existence de cette maladie. La malade
était une mère de trois enfans dont l'un était
âgé de 5 ans, l'autre de trois , le troisième
de deux. Je les soupçonnai avec fondement
atteints de la même maladie , puisque les
mains et les pieds regardés offraient des
ulcérations recouvertes de croûtes, ou exco-
riées par les ongles des enfans qui ne ces-
saient de se gratter. Après la prescription
d'une diette convenable , j'employai la gratiole , telle que l'a donnée Lavigne , auteur
d'une Dissertation sur ce sujet. Je fis bouillir
dans une livre d'eau , une demi-once de
gratiole et de raisins cuits , et un gros de
semence d'anis et de coing. La mère prenait
une tasse à thé de cette boisson , à six et à
dix heures du matin , ainsi que le soir avant
de se coucher ; aux mêmes heures , l'aîné
des enfans prenait deux cuillerées , et les
deux plus jeunes enfans , une cuillerée de
la même boisson. Le premier , le second et
le troisième jours , ils étaient tous purgés;
les jours qui suivirent , l'effet purgatif fut

moindre , quoique la dose de la gratiole fût augmentée : ensuite j'employai seulement la gratiole unie au quinquina , jusqu'au vingt-quatrième jour , où je n'aperçus presque plus de traces de galle. Pour terminer la guérison , je fis laver les mains avec une dissolution de dix grains de muriate suroxigénée de mercure dans deux onces d'eau. La guérison fut totalement achevée au bout de quelque temps , et j'ordonnai qu'on lavât plusieurs fois les vêtemens.

DARTRES.

Bell , auteur Anglais, dit que les malades attaqués d'éruptions dartreuses , guérissent plus facilement et plus promptement par l'usage des fortifians combinés avec les remèdes appropriés à cette maladie et les applications sur la dartre ; que tous les remèdes affaiblissans qu'on leur fait souvent subir. C'est sous ce rapport que j'ai guéri une infinité de dartres , qui avaient résisté à tous les remèdes, par l'emploi du quinquina mêlé avec la douce-amère , l'écorce d'orme pyramidal et les antimoniaux , et en faisant laver souvent la dartre avec la solution de Bell.

COQUELUCHE.

J'ai exposé dans ma *Médecine domestique*, plusieurs des moyens qu'on a employés avec plus ou moins d'avantages, dans le traitement de la coqueluche. L'application d'un vésicatoire sur le côté, a été quelquefois utile ; mais c'est dans l'emploi méthodique des vomitifs unis au quinquina, qu'on trouve les moyens les plus efficaces ; on les administre à doses vomitives, qui excitent de légères envies de vomir. De cette manière, ils favorisent les crachats et la sueur. C'est sous ce point de vue que j'ai employé, avec beaucoup d'avantages, le sirop composé ainsi qu'il suit : Prenez ipécacuanha en poudre, soixante-quatre grammes (deux onces) ; quinquina pulvérisé, deux cent cinquante-six grammes (huit onces) ; opium brut, huit grammes (deux gros). Faites macérer sur ces substances deux litres (deux pintes) d'eau froide pendant 24 heures, et répétez cette macération autant de fois qu'il sera nécessaire, pour les épuiser. Filtrez les diverses colatures, fondez-y trois kilogrammes (six livres) de beau sucre, et évaporez au bain-marie jusqu'à consistance de sirop. J'ai donné ce sirop à la dose d'une cuillerée à café , matin et soir , pour les enfans au-dessous de deux ans , et d'une cuillerée à bouche , pour ceux au-dessus de cet âge.

MAIGREUR DES ENFANS

ou

CARREAU.

Un enfant de 5 ans commençait à languir peu de temps après le sevrage , mais parut enfin se rétablir; néanmoins le ventre bien loin de diminuer, grossissait toujours de plus en plus ; il y avait diarrhée, la face était blême. Peu à peu le ventre devint douloureux ; la diarrhée qui n'avait jamais cessé , fut d'un plus mauvais caractère , et la maigreur faisait des progrès sensibles ; il y avait fièvre lente. C'est dans cette circonstance que je fus appelé, j'ordonnai un mélange de quinquina uni à l'acétate de potasse , continué pendant quelque temps ; à ma seconde visite, je fus fort surpris de trouver l'enfant dans un état qui annonçait une guérison très-prochaine.

ENGORGEMENS DES GLANDES
AUTOUR DU COU DES ENFANS.

L'ATTENTION publique a été fixée depuis quelque temps, sur les propriétés médicinales du muriate de baryte, par des écrits publiés en Allemagne, en Angleterre et en France. J'ai entrepris moi-même des essais de ce genre, et sur vingt enfans attaqués de glandes devenues volumineuses autour du cou, tous ont été guéris. par le muriate de baryte uni au quinquina. Il est vrai qu'ils n'ont pas été guéris tous promptement, parce qu'il est essentiel dans cette maladie, de laisser la nature développer lentement ses ressources salutaires.

JAUNISSE,

Entretenue par défaut de force des organes secréteurs de la bile.

LES bons effets de l'association du quinquina avec l'éther sulfurique, dans la jaunisse, ne peuvent être révoqué en doute. La pratique de différens médecins le constate tous les jours, et moi-même je l'ai employé chez une personne tourmentée par une maladie de cette espèce.

CANCER.

En 1800, une dame vint demander mon avis sur une tumeur qu'elle avait au sein, depuis six mois. Cette tumeur était tout-à-fait dure et lui occasionnait de vives douleurs, sur-tout après avoir été maniée. Le bout du sein était rentré en dedans ; les douleurs augmentaient en vivacité à mesure que la tumeur faisait des progrès. Je lui fis prendre une pilule de deux grains de ciguë associés au quinquina; elle augmentait d'une chaque fois qu'elle en prenait ; elle cessait d'augmenter lorsqu'elle en était fatiguée ; j'augmentai la dose jusqu'à un gros ; je fis des applications sur le sein avec l'extrait de Saturne , et je parvins à lui donner du soulagement ; mais impatientée de ce que sa guérison ne faisait pas des progrès plus rapides , elle renonça à mon traitement, et s'adressa à divers charlatans. Deux mois après, se voyant toujours malade, elle revint à moi; je la mis alors à l'usage du lait, et je fis mettre tous les jours quatre sangsues sur le sein affecté, et la continuation de la ciguë mêlée avec le quinquina. Bientôt, en suivant cette méthode , la tumeur diminua de volume, la douleur et les autres symp-

3

tômes se dissipèrent peu à peu, et tout alla si bien qu'en neuf semaines, la malade fut parfaitement guérie.

IIe OBSERVATION.

Une dame de 30 ans, de Grenoble, vint à Lyon, pour me consulter; ayant reçu un coup au sein, y ressentit d'abord assez de douleur pendant quelque jours; il s'y forma ensuite une tumeur dure qu'elle supporta quatre ans sans en être incommodée; alors elle y sentit de nouveau de la douleur et la tumeur augmenta beaucoup. Je lui administrai la ciguë combinée avec le quinquina et les sangsures; elle s'en retourna dans son pays parfaitement guérie.

IIIe OBSERVATION.

Une dame de Lyon, avait depuis plusieurs années fait usage inutilement de beaucoup de remèdes pour une tumeur cancéreuse qu'elle avait au sein. On lui avait dit qu'il n'y avait pas d'autres moyens de guérison que l'opération : avant de se décider elle vint me consulter, je lui administrai le même traitement qu'aux deux autres.

SCORBUT.

L'on sait que le premier degré de cette maladie se manifeste par la pâleur de la face, avec une teinte de couleur livide plus ou moins marquée ; lassitude, faiblesse au moindre mouvement, douleur, gencives rouges et disposées à saigner, etc.

Deuxième état ; impossibilité de marcher, tendance à des hémorrhagies copieuse par le nez, les gencives, les intestins ou les poumons ; puanteur de la bouche, ulcérations aux jambes ou aux pieds.

Troisième état ; tous les simptômes sont portés au plus haut degré. C'est dans cette maladie fâcheuse que le quinquina associé avec le cochléaria a obtenu de grands effets, et que l'on a vu disparaître la maladie en peu de tems, sur-tout si le malade y joint l'éloignement des causes qui y ont donné lieu, et les soins de propreté générale et particulière, un exercice modéré et gradué suivant les forces, et l'usage des alimens de bonne qualité.

DIARRHÉE.

M. Rivier, d'un tempérament faible, délicat, et habitant Lyon, ayant mangé un jour
plus qu'à l'ordinaire, fut attaqué d'une indi-
gestion qui donna lieu à plus de vingt selles :
depuis cette époque diarrhée continuelle avec
des douleurs de coliques et un épuisement
progressif. Après une année il vint me consulter : alors face pâle, légère rougeur, extrême
sensibilité de la vue aux rayons du soleil,
corps mince et que le moindre mouvement jetait dans un état d'irritation ; en même
tems douleur de tête pesante, assoupisse-
ment, respiration gênée, oppression et res-
serrement de poitrine, douleur de colique ;
l'appétit était cependant bon, mais il se bor-
nait à prendre peu d'alimens ; la digestion
était laborieuse avec des vents. J'ordonnai
pour boisson ordinaire une décoction de
quinquina mélangé avec le cachou et quelques potions calmantes données de tems en
tems, et un régime restaurant. Il y eut pendant quelque tems plusieurs alternatives de
suppression et de retour de déjections (selles)
liquides, qui finirent par disparaître entièrement, et la diarrhée cessa ainsi que les
autres symptômes ; et le malade fut parfaitement rétabli.

DYSSENTERIE

ou

FLUX DE SANG.

M. Demour, de Lyon, âgé de 65 ans, affaibli par l'âge et les chagrins, reçoit une pluie abondante en rentrant chez lui.

Premier jour de la maladie; frissons, malaise, douleur au bas ventre et point de sommeil. J'ordonnai pour boisson ordinaire une décoction de chicorée, de cerfeuille, d'oseille avec un peu de beurre; il prenait une pinte ou bouteille de cette boisson dans la journée.

Deuxième jour de la maladie, douleurs au bas-ventre très-vives; envies fréquentes et vaines d'aller à la selle, sentiment d'ardeur à l'anus; soif, perte d'appétit.

Sixième jour; face décolorée, chute des forces, ventre souple, mais douloureux; selles fréquentes et mêlées de sang répétées très souvent, chaleur vive de la peau, douleurs de tête très-fortes, envies de vomir, langue couverte d'une croûte épaisse et blanchâtre.

Septième jour ; quinze grains d'ipéca-cuanha font vomir des matières amères ; selles copieuses toujours teinte de sang.

Huitième jour ; j'ordonnai pour boisson ordinaire l'infusion de camomille et l'extrait de quinquina uni à la rhubarbe.

Douzième jour, diminution de douleurs du ventre, selles moins copieuses.

Seizième jour ; augmentation de la maladie, envies continuelles d'aller à le selle et avec beaucoup d'efforts et de douleurs.

Dix-septième jour ; légère cessation de la maladie.

Dix-huitième jour, j'ordonnai une légère purgation composée de manne et de rhu-barbe ; le soir selles rendues qui ne sont point teintes de sang.

Dix-neuvième jour ; diminution de la maladie, retour des douleurs du ventre et de l'envie fréquente d'aller à la selle. J'or-donnai le camphre mêlé avec le quinquina, donné de deux heures en deux heures dans une infusion aromatique.

Vingt-unième jour ; quelques coliques seulement par moment.

Le vingt-troisième et le vingt-cinquième jours convalescence.

Le trentième jour ; retour à la santé.

INFLAMMATION OPINIATRE DES YEUX.

On appelle ophtalmie chronique ou inflammation de l'œil opiniâtre, cette maladie qui a résisté à tous les moyens de l'art, et qui tend à menacer lentement la destruction de la vue.

Cette maladie peut venir d'un excès de sensibilité et d'irritabilité occasionné par un tempérament faible, délicat, ne jouissant pas pour l'ordinaire d'une bonne santé ; elle peut venir des remèdes contraires à la maladie, comme je l'ai vu chez plusieurs malades qui m'ont consulté. Cette inflammation peut venir de quelque corps étranger entre les paupières et le globe de l'œil ; le renversement d'un ou de plusieurs poils des paupières.

TRAITEMENT.

Lorsque cette maladie existe chez un tempérament faible, délicat, valétudinaire, il faut fortifier le corps du malade par l'usage du sirop de quinquina, de la valérianne unie au quinquina, l'extrait de quinquina, le vin de quinquina, la teinture de quinquina, comme je l'ai éprouvé plusieurs fois avec beaucoup de succès ; mais on doit joindre à ces moyens l'usage des bonnes viandes , de l'excellent vin vieux, le mouvement discret; l'habitation dans des lieux dont l'air est sec et tempéré. Comme application, j'ai retiré de grands avantages des remèdes calmans , fortifians ; parmi lesquels les vapeurs aromatiques, spiritueuses , méritent la préférence. (Voyez ma *Médecine domestique* , où les remèdes pour les maladies des yeux sont exposés avec beaucoup de clarté pour la manière de s'en servir). Il importe de dire ici que les personnes infirmes se garderont bien pendant et après le traitement de fatiguer trop leurs yeux, et ils ne forceront pas la vue dès l'instant qu'elles sentiront dans les yeux la moindre incommodité ou un sentiment de chaleur. Pour lire ou pour écrire, il se placeront de manière à avoir toujours le même degré de lumière, puisque dans ces cas une lumière trop foible ou trop forte est également nuisible. Si le malade commence une fois à porter des lunettes, il aura soin de les avoir toujours lorsqu'il voudra lire, écrire ou observer quelques petits objets.

TACHES SUR L'OEIL.

En 18ro, j'eus occasion de donner més soins à une des filles de M. Beauregard, propriétaire des environs de Lyon. Cette demoiselle âgée de 12 ans, avait eu une fièvre avec sortie de boutons, qui lui avaient laissé sur l'œil gauche une tache blanche, large comme la tête d'une épingle ordinaire, et située presque immédiatement au centre de la prunelle; de sorte qu'elle n'y voyoit que fort peu de cet œil. Comme son tempérament était faible, je lui administrai le quinquina uni à la valérianne, et je vins à bout, à l'aide du collyre saphirins, le fiel de bœuf, de brebis, de brochet, de barbeau, à l'aide d'un petit pinceau porté sur la tache trois ou quatre fois le jour, je parvins à la dissiper en entier, et même il ne reste aucuns vestiges de cette incommodité, et cet œil est aussi brillant que l'autre : cet avantage n'a été obtenu qu'après un traitement rigoureusement suivi pendant six mois.

Pus amassé dans l'intérieur de l'œil, ou HYPOPION.

DANS les premiers jours de printems 1802, mademoiselle Deserbay, des environs d'Avignon, âgée de 12 à 13 ans, était tourmentée, depuis près de six semaines, d'une inflammation de l'œil gauche ; elle avait eu une petite fièvre ; pour laquelle elle prit une infinité de remèdes. On avait déjà beaucoup fait pour son inflammation de l'œil lorsqu'on s'aperçut d'une tache blanche à travers l'œil, qui provenait d'un pus amassé ; les purgatifs, les remèdes appliqués sur l'œil, furent sans succès pour le faire disparaître, et la fièvre ne cessait de tourmenter cette malade : les parens prirent le parti de faire le voyage de Lyon ; la malade soutint très-bien la chaise de poste. Je fus consulté dès le lendemain de l'arrivée ; je reconnus du pus amassé dans l'intérieur de l'œil, le voyage n'avait point nui à sa maladie : je fis bassiner souvent l'œil avec du vin chaud, je fis boire trois fois dans la journée une tasse d'apozème composé de quinquina uni aux amers ; chaque jour on prenait l'exercice de la promenade, et j'eus la satisfaction de voir l'appétit revenir, la fièvre disparaître, ses forces se relever, et en moins de huit jours il n'y avait plus de marque de maladie.

GOUTTE SEREINE AMAUROSE.

Un voyageur, marchand de vin, d'un tempérament fort robuste, âgé de 33 ans, fut un matin qu'il sortait de son auberge, attaqué d'une faiblesse de la vue sur les deux yeux. L'accroissement progressif fut tel, qu'en peu de minutes il se trouva parfaitement aveugle. Etant appelé pour le voir, je trouvai son visage enflammé, son pouls était dur, plein ; la surface de l'œil était parsemée de quelques vaisseaux sanguins, avec la prunelle immobile et dilatée, sans autre incommodité que la cécité.

Je lui fis une saignée du bras, je lui appliquai quatorze sangsues à la tempe et à la circonférence du cou ; il en résulta un écoulement abondant de sang. Je lui prescrivis en même temps la diète, une boisson de graine de lain et un purgatif. A l'aide de tels secours, j'obtins bien une diminution des forces du corps, mais aucun avantage particulier sur la perte de la vue. Le lendemain deux cataplasmes de moutarde furent appliqués aux pieds, ainsi qu'un large vésicatoire derrière le cou, sans produire aucun bon effet.

Le quatrième jour, ce malade but, à plusieurs reprises, une livre de décoction d'aunée et de pulsatile noire ; mais comme ces remèdes, dont la dose était accrue chaque jour, ne produisaient aucun avantage dans l'espace d'une quinzaine qu'ils furent continués avec soin et avec exactitude, je passai à l'usage des pilules de Schmuker et à l'extrait de quinquina uni à l'extrait de racine d'ellébore noir, de Suisse. Dès les six premiers jours le malade fut un peu soulagé par ces remèdes, et ce fut toujours en croissant par degrés ; dans l'espace de vingt-sept autres jours, il recouvra parfaitement la vue.

CATARACTE.

A l'exemple des oculistes modernes qui ont beaucoup amélioré et simplifié le traitement et l'opération des maladies des yeux, et d'après les nombreux succès de l'opération de la cataracte faite par abbaissement par Scarpa et M. Eveillé, et autres célèbres occulistes modernes, je n'ai pas hésité d'opérer, à leur manière, qui est infiniment simple et moins douloureuse pour les malades, et plus suivies du succès que l'opération par extraction, qui consiste à ôter le cristallin hors de l'œil ; ce qui ne se fait pas souvent sans danger pour la vue, et cette méthode m'a toujours réussi ; quelques exemples en donneront la preuve.

Ire OBSERVATION.

M. Merlet, âgé de 40 ans, ayant eu deux yeux cataractés, je lui fis l'opération par abbaissement.

Je l'opérai de l'œil gauche dans lequel je rencontrai une cataracte molle, caséeuse ; après avoir réduit en pièces cette substance pultacée du cristallin, je déchirai la capsule tout autour de la pupille, à travers laquelle je fis passer tous ses débris et les flocons membraneux dans la chambre antérieure, qu'ils remplirent jusqu'au niveau du bord inférieur de la prunelle même. L'opération n'a été suivie d'aucun accident remarquable ; le quatorzième jour ces fragmens étaient plus de moitié diminués, et le malade voyait distinctement de l'œil gauche.

Alors j'opérai le droit, dans lequel ayant trouvé une cataracte suffisamment consistante , je pus déchirer exactement et dans une grande étendue la convexité antérieure de la capsule , et enfoncer la lentille profondément dans le corps vitré. Deux semaines après l'opération de cet œil droit, toutes les parcelles membraneuses déposées dans la chambre antérieure de l'œil gauche, avaient entièrement disparu , et l'œil droit fut encore capable de soutenir la lumière. Peu de tems après le malade a été parfaitement guéri.

II.ᵉ OBSERVATION.

M. Jordanis, âgé de 40 ans , avait l'œil gauche cataracté depuis deux ans , et le cristallin de l'œil droit devenait de plus en plus opaque.

Après une préparation de trois semaines, je fis l'opération par abbaissement ; dans le courant d'un mois tous les fragmens membraneux déposés dans la chambre antérieure, se sont amollis et entièrement délayés, et le malade a recouvré la vue.

F I N.

Sassafras , *voyez* Rhumatisme.

Camphre , *voyez* Douleur nerveuse.

Camphre , *voyez* Epilepsie.

Serpentaire de Virginie , *voyez* Fièvre putride.

Cascarille , *voyez* Petite Vérole de mauvais caractère.

Gratiole , *voyez* Galle.

Douce-Amère , Ecorce d'Orme pyramidal ; *voyez* Dartres.

Ipécacuanha, Opium, Quinquina, *voy.* Coqueluche.

Acétate de potasse , *voyez* Maigreur des Enfans.

Muriate de baryte, *voyez* Engorgemens des glandes autour du cou.

Ether sulfurique, *voyez* Jaunisse.

Ciguë , *voyez* Cancer.

Valériane , *voyez* Taches de la cornée.

Amers, *voyez* Pus amassé dans l'intérieur de l'œil.

Ellébore noir de Suisse, *voyez* Goutte sereine.